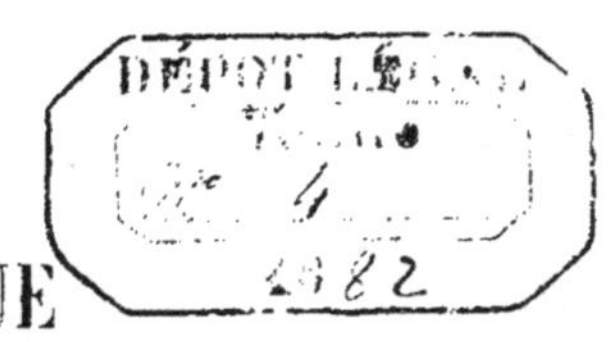

CONFÉRENCE PUBLIQUE

FAITE A LA SOCIÉTÉ CENTRALE D'AGRICULTURE DU DÉPARTEMENT
DE L'YONNE

Le 5 Décembre 1881

LA VACCINATION
CHARBONNEUSE

PAR

Emile THIERRY

AUXERRE
IMPRIMERIE DE GEORGES ROUILLÉ

1882

A M. SAVATIER-LAROCHE,

Président de la Société centrale d'Agriculture du département de l'Yonne.

MONSIEUR LE PRÉSIDENT,

Lorsque, à la fin du mois de novembre 1881, je me décidai, après avoir consulté M. Foëx et quelques autres personnes amies, à faire, à Auxerre, une conférence sur l'œuvre grandiose de M. Pasteur, je ne pensais pas avoir l'honneur que me fit votre société, d'en voter, à l'unanimité, l'impression et le tirage à cinq cents exemplaires.

Mon but, je l'ai fait connaître d'ailleurs au commencement et à la fin de ma *causerie*, était d'attirer l'attention publique dans notre département, qui, chaque année, paye son tribut au charbon essentiel et au charbon symptômatique, sur ce grand moyen prophylactique: La vaccination des animaux de toutes espèces. Je désirais en outre prier la Compagnie que vous présidez, de vouloir bien s'associer à la souscription à la tête de laquelle venait de se mettre un de nos plus grands hommes de France, l'éminent secrétaire perpétuel de l'Académie des sciences, M. Dumas.

Mon double but a été atteint, puisque non seulement la Société s'est inscrite pour une somme de cinquante francs, dont je la remercie bien sincèrement, mais qu'elle a, de plus, exprimé le désir de propager ma conférence en la distribuant aux membres de la Société d'abord, puis aux Sociétés agricoles et d'instruction populaire du département.

Or, quand je me suis présenté devant la Société centrale d'Agriculture de l'Yonne, je n'avais que quelques notes, je n'avais pas une ligne d'écrite sur ce que je désirais dire. Il m'a donc fallu faire ce travail après coup; et j'ai tenu, en raison de la publicité que la Société lui fait l'honneur de lui donner, à le faire aussi complet que possible. C'est pourquoi, Monsieur, vos honorables collègues et vous, vous pouvez trouver quelques additions assez importantes qui, d'ailleurs, ne modifient en rien le thème primitif.

J'ai, par exemple, ajouté une courte notice sur M. Pasteur, parce que je sais que rien ne dispose à lire un travail, quel qu'il soit, comme la biographie, même imparfaite, de celui dont on cherche à vulgariser les découvertes. J'ai eu, pour la rédaction de cette notice sur la vie du Maître, deux collaborateurs qu'il ne m'est pas permis de nommer. Je ne profite pas moins de cette bonne occasion que j'ai de parler d'eux, pour les remercier bien chaleureusement de leur précieux et amical concours.

Je remercie également les membres de la Société d'Agriculture de l'Yonne de la bienveillance qu'ils m'ont témoignée et dont je garderai le meilleur souvenir. Quant à vous, Monsieur le Président, mes remerciements seraient insuffisants à vous exprimer toute la gratitude que je vous dois pour l'extrême affabilité avec laquelle vous m'avez accueilli, et la façon gracieuse dont vous avez proposé à la Société de m'associer à ses travaux.

Croyez que vous m'avez donné un puissant encouragement, ce dont, à l'occasion, je ne manquerai pas de vous donner la preuve.

Veuillez, Monsieur le Président, agréer tous mes sentiments de reconnaissance.

Emile THIERRY.

Tonnerre, ce 10 janvier 1882.

LA

VACCINATION CHARBONNEUSE

MESSIEURS,

Si j'ai pris la résolution de venir vous dire, dans une conférence, ce qu'est la merveilleuse découverte d'un des plus illustres parmi les savants contemporains, c'est que je ne voyais pas sans peine que notre département restait en arrière et semblait se désintéresser des prodigieuses recherches du grand Maître. On aurait dit, à voir le silence des journaux de tout le département de l'Yonne, que *le sang de rate* et *le charbon symptômatique* — ces deux fléaux de l'agriculture — étaient inconnus chez nous. Et cependant, il n'est pas un vétérinaire qui n'ait constaté une de ces maladies et souvent même toutes les deux.

N'ayant ni l'expérience ni l'habitude de la parole en public, je vous demande toute votre bienveillance. Je vous promets, en retour, d'être aussi bref, aussi court que possible, tout en cherchant à vous faire partager mon enthousiasme, et de faire en sorte que le sujet aride que j'ai à traiter ne soit pas, pour vous, une cause de trop profond ennui.

Il s'agit d'une question toute spéciale, non pas d'une

simple question médicale ou vétérinaire, mais, passez-moi l'expression, d'une question de *thérapeutique prophylactique nationale.*

Le charbon, ou plutôt les maladies carbunculaires intéressent toute la France. Il n'est pas un seul département, que je sache du moins, qui en soit indemne. Ce mal prend, certaines années, les proportions d'un véritable fléau, et coûte annuellement, en temps ordinaire, plus de dix millions à l'agriculture, et partant au pays. Or, une perte annuelle de dix millions ne laisse pas que de porter une certaine atteinte à notre fortune publique, et mérite bien qu'on s'y intéresse, pour chercher, chacun dans la limite de ses moyens, à y porter remède.

Ne croyez pas que j'exagère en parlant de cette perte fabuleuse de dix millions par an pour la France. Je me crois au-dessous de la vérité. Et la preuve, c'est que, à lui seul, le département de Seine-et-Marne estime sa perte à plus d'un million par an, dont six cent mille francs pour le seul arrondissement de Provins. Les statistiques locales font foi de ce que j'avance. Si donc un seul département peut perdre une somme aussi énorme, vous voyez que je ne dis pas trop, en portant à neuf millions le chiffre des pertes, par le charbon, pour le reste de la France, surtout quand on sait que, sous ce rapport, il y a des départements aussi malheureux que celui de Seine-et-Marne.

Permettez-moi donc maintenant d'entrer dans le vif de la question et de faire disparaître de la description nosographique du sang de rate et du charbon symptômatique, tout le fatras étiologique informe dont les auteurs anciens et modernes avaient coutume d'encombrer l'histoire de ces maladies. Je dis « de ces maladies, » car il est bien démontré à présent que le charbon ou le sang de rate et le charbon symptômatique sont deux maladies absolument distinctes, et non pas, comme on l'a cru jusqu'à l'année 1880, deux formes différentes d'une seule et même maladie. Ces deux états morbibes particuliers n'ont donc plus de commun que le nom générique, qui est destiné du reste à disparaître bientôt.

Et d'abord, laissez-moi vous dire que le charbon, dans un temps prochain, ne sera plus, si les intéressés le veulent bien, qu'un mythe dans les nosographies. Le charbon n'existera plus en vertu de cet aphorisme thérapeutique : « *Sublatâ causâ, tollitur effectus.* »

Me voilà donc amené à vous parler de la cause, de l'unique cause du charbon.

Jusqu'à l'année 1880, le charbon, pour tous les praticiens, pour les agriculteurs, était engendré par les mauvais fourrages, par les intempéries, par l'humidité, par les marais, que sais-je encore ?... par la mauvaise hygiène, en un mot. Or, le Maître a déterminé, et il ne fallait pas moins pour cela que le génie de M. Pasteur, la vraie cause de ces redoutables maladies ; il a dit : « Si vous ne voulez pas récolter le charbon, ne le semez pas. » C'est qu'en effet, après avoir démontré que le virus charbonneux était essentiellement constitué par le microbe entrevu par Delafond, mieux étudié par M. Davaine qui en a presque indiqué le rôle dans la genèse de ces maladies, que ce microbe, dis-je, détruit par la putréfaction, laisse une spore extrêmement vivace ramenée à la surface des fosses d'enfouissement de cadavres charbonneux par le lombric ou ver de terre : M. Pasteur a prouvé l'existence de cette spore, de cette graine de bactéridie charbonneuse dans les *tortillons* de terre que laissent, sous forme d'excréments, les vers qui vivent dans la terre fraichement remuée et qui recouvre le cadavre. Réduite en poussière par la sécheresse, la terre qui renferme l'embryon du microbe charbonneux s'attache à la tige des végétaux qui croissent à la surface des fosses, et cette spore est introduite dans l'organisme par les plaies que se font si fréquemment dans la bouche les animaux qui paissent sur les chaumes de graminées. Telle serait pour M. Pasteur et pour son école la cause efficiente du charbon épizootique dans certaines contrées de la France.

Et de fait, l'observation enseigne que les animaux ne contractent le charbon que quand ils paissent dans des endroits bien déterminés. Et, il ne faut pas une enquête bien minutieuse pour découvrir que là où paissent les victimes, des cadavres charbonneux avaient été enfouis. C'est encore si vrai, que dans certaines localités, on désigne les lieux qui engendrent le charbon sous le nom bien caractéristique de : *Champs maudits.*

Le ministre de Saxe à Paris, M. le baron de Seebach, a fait la même observation il y a environ dix ou douze ans. Il s'est rendu compte du fait, inexpliqué pour lui jusqu'à ces temps derniers, d'une singulière façon : Il perdait souvent des animaux du sang de rate; il les faisait toujours enfouir dans le même endroit d'un même champ. Une année, il fait semer du trèfle, qui étaient plantureux à l'endroit de l'enfouissement des cadavres. Un matin il s'aperçoit qu'on lui a volé la plus belle partie de sa récolte; quelques jours après, une paysanne du voisinage vient lui dire que sa vache malade était morte du charbon, et elle lui avoue en même temps que cette bête avait consommé le trèfle volé.

Il y a là une relation de causalité qu'explique parfaitement la découverte du Maître.

J'ai moi-même, dans la clientèle que j'exploite en collaboration avec mon frère, M. Henri Thierry, des faits analogues que nous n'avons bien compris que depuis l'année dernière. Nos renseignements remontent à l'année 1825. Nous ne savons rien au-delà de cette date déjà éloignée. Dans la commune de Pacy-sur-Armançon, le charbon sévit chaque année à l'état sporadique et tue 4, 5, 6 et jusqu'à 10 bovidés. Or, dans ce village, les animaux atteints par le charbon sont toujours ceux qui paissent dans la plaine ou qui consomment du fourrage en provenant.

C'est que le territoire de Pacy comprend deux parties bien distinctes : la plaine et la côte. Cette dernière est constituée par de la roche calcaire, recouverte d'une mince couche d'humus, dans laquelle, pour creuser, on serait le plus souvent obligé de recourir à la mine. La plaine, au contraire, constituée par du sable et beaucoup d'humus, se laisse bêcher et piocher ; aussi y enfouit-on tous les cadavres d'animaux morts du charbon ou de toute autre maladie.

Les faits de ce genre sont nombreux et se sont divulgués depuis que M. Pasteur en a donné la seule interprétation saine et scientifiquement vraie.

Il ne faut donc plus chercher d'autre cause du charbon que celle qne je viens de vous indiquer (1).

Mais, de la connaissance de la cause du charbon ré-

(1) Dans la séance du 24 novembre 1881, de la Société nationale et centrale de Médecine vétérinaire, à laquelle j'ai l'honneur d'appartenir, en qualité de membre correspondant, M. Nocard, professeur de clinique chirurgicale à l'Ecole vétérinaire d'Alfort, est venu rendre compte du fait suivant : Dans une ferme où le charbon était inconnu, on vit la maladie apparaître à la suite de l'emploi,

sulte une indication des plus importantes : *N'enfouir les cadavres d'animaux charbonneux que dans des endroits clos où le bétail ne peut pénétrer ; ou recourir à l'incinération ou à la coction.*

Qu'est-ce que le charbon ? ou plutôt qu'est-ce que les *charbons* ou maladies carbunculaires ?

Sous le nom de Charbon, on désignait un groupe de maladies générales, essentiellement virulentes et contagieuses, de natures toujours identiques, mais se présentant extérieurement sous des formes diverses, dépendant de l'espèce animale, de l'influence épizootique et de la cause qui les détermine.

Autant de mots, autant d'erreurs. On ignorait la cause ; on devait ignorer la nature de la maladie.

J'ai besoin, pour vous expliquer ce qu'on doit entendre par le mot *charbon*, de remonter de quelques années dans l'histoire de ces maladies infectieuses.

Un homme, le premier qui ait fait l'application du microscope à l'étude des maladies des animaux, un savant doublé d'un praticien, mon très regretté maître Delafond, découvrit dans le sang d'animaux charbonneux, un corpuscule grêle, allongé, qu'il désigna, en raison de sa forme, sous le nom de *bâtonnet*. Vers la même

comme engrais, de sang desséché. Dans une autre, le sang de rate apparut après qu'on se fût servi d'engrais formés par des débris cadavériques. Enfin, il cite un fait porté à la connaissance de M. Pasteur par M. Abadie, vétérinaire à Nantes : c'est le charbon tuant des vaches ayant pâturé sur une prairie fumée avec des déchets de laine.

Il y a dans ce fait un enseignement dont doivent savoir profiter les cultivateurs qui, à l'avenir, feront bien de se méfier des engrais artificiels de toute espèce et de toute provenance.

époque, de 1850 à 1857, Rayer et M. Davaine, pour ne parler que des savants français, étudièrent les bâtonnets auxquels ce dernier donna le nom de *bactérie*. M. Davaine indiqua, sans l'affirmer formellement, quel pourrait bien être le rôle de cet infiniment petit encore indéterminé, au point de vue du règne auquel il appartient, de ce microbe animal ou végétal.

Il y eut une véritable résistance à voir, dans ce *bacillus anthracis*, l'agent unique et nécessaire de la production du charbon. Il n'a pas moins fallu que le microscope de M. Pasteur pour déterminer d'une façon absolue, indubitable, le rôle du *bâtonnet* de Delafond, de la *bactérie* de M. Davaine, du microbe végétal enfin connu aujourd'hui sous le nom de *bactéridie*.

Le charbon, l'un des charbons, celui qu'on appelle ordinairement sang de rate, est donc la maladie de la bactéridie. C'est une maladie infectieuse, éminemment contagieuse, dont le virus, essentiellement constitué par un cryptogame microscopique, qui, pénétrant dans l'organisme des animaux par des voies accidentelles, les tue promptement par asphyxie.

Cette maladie ne se manifeste pas par les tumeurs qu'on rencontre dans le charbon symptômatique, et qui, pour tous les observateurs, jusqu'en 1880, n'étaient que des tumeurs critiques, expression périphérique de la maladie charbonneuse.

L'autre charbon, dont quelques praticiens, et en particulier M. Boulet-Josse, de Toucy, avaient distingué la différence d'avec le premier, est également une maladie infectieuse dont l'agent est un microbe particulier, distinct de la bactéridie, qui détermine, en se localisant, dans certaines régions, des tumeurs caractéristiques, et amène la mort dans un temps plus ou moins long, mais qui généralement ne dépasse pas 48 heures.

J'aurai tout-à-l'heure l'occasion de revenir sur les caractères différentiels de ces deux maladies et sur ceux de leurs microbes respectifs.

De l'ignorance des causes et de la nature de ces maladies résultaient, pour le traitement, un embarras et des difficultés extrêmes. On ne pouvait marcher qu'à tâtons. Tout a été employé pour le charbon, et tout a été inutile ou à peu près. Cependant, quelques praticiens heureux ont, disent-ils, réussi à guérir le charbon : les uns, avec des désinfectants tels que les produits pyrogénés, d'autres avec l'iode et ses dérivés. C'est possible ; en tout cas, c'est, en général, avec un véritable désespoir, qu'il ne parvient pas toujours à dissimuler, que le praticien entreprend le traitement du charbon. Toute la pharmacie, y compris les remèdes les plus bizarres, a donc été employée, mais en vain, dans la thérapeutique des maladies carbunculaires.

Mais un homme s'est rencontré, petit de taille, géant par le génie, M. Pasteur, qui, après avoir précisé le rôle du microbe charbonneux, devait trouver le remède dans ce microbe même. Et, chose remarquable : autant on avait mis de résistance à se ranger à l'avis de M. Davaine, autant il y a eu d'empressement à accepter les opinions du savant comtois. Quand M. Davaine est venu annoncer à l'Académie de Médecine qu'il avait découvert la cause efficiente, univoque du charbon, il eut contre lui tous les jeunes, qui siégeaient alors sous la coupole de la rue des Saints-Pères ; seul, Delafond l'avait compris. Aussi la découverte du savant helminthologue dormit-elle pendant plus de vingt ans. Au contraire, quand M. Pasteur vint annoncer la sienne, il n'y eut que quelques vieillards, que je ne nommerai pas, pour le contredire. C'est que jusqu'alors M. Pasteur ne s'était et ne s'est jamais trompé. C'est tellement vrai qu'un de ses maîtres, une de nos gloires nationales les plus pures, M. Dumas, le grand Dumas, avait dit de son élève : On n'a jamais pris M. Pasteur en défaut. Et, en effet, dans ses études sur la polarisation des sels, sur la génération spontanée, sur les ferments, sur le chauffage des vins, le traitement des levûres de bière, etc. etc., il n'a jamais émis que des opinions vraies, basées sur la plus rigoureuse observation. Et chaque fois qu'il est venu annoncer le résultat de ses études, de ses patientes recherches, le contrôle le plus scrupuleux ne l'a jamais trouvé en défaut.

Et puis encore — je vous demande la permission de m'arrêter sur une personnalité — il s'est trouvé à côté de M. Pasteur, dans un fauteuil de l'Institut de France, un homme qui, dans sa sphère, est aussi un génie. Cet homme est un vétérinaire qui s'est toujours fait gloire de son humble titre, qui a tenu très haut le drapeau de la profession, un homme qui est aujourd'hui universellement connu et estimé, qui est aimé et vénéré de tous les vétérinaires de l'Europe et même du nouveau continent, un professeur qui a donné à la France et à toutes les grandes puissances, de 1837 à 1866, des générations de praticiens instruits et dévoués à leur profession et à l'agriculture ; il s'est trouvé, dis-je, un homme dont l'esprit vulgarisateur, dont l'intelligence hors de pair ont vu d'emblée tout ce qu'il y avait d'important, de compréhensif dans la découverte *pastorienne*. Cet homme, ce professeur, cet ami de ses élèves, c'est mon très cher maître M. H. Bouley, inspecteur général des écoles vétérinaires.

M. H. Bouley a senti que si la grande découverte de 1798, faite par un médecin obscur du comté de Glocester, le grand Jenner, avait rendu un service immense à l'humanité, celle de M. Pasteur est bien autrement utile, puisqu'elle ne s'attaque pas seulement à une maladie spéciale, déterminée, mais à tout un groupe de maladies contagieuses à l'homme et aux animaux. M. H. Bouley a été, par la presse, par ses communications à l'Académie des Sciences, à l'Académie de Médecine, à la Société centrale de médecine vétérinaire, à la Société centrale d'Agriculture, à la Société des agriculteurs de France, à toutes les Sociétés savantes en un mot, le plus ardent vulgarisateur de l'œuvre immense de son confrère de l'Institut.

On peut le dire, sans crainte d'être démenti, l'œuvre de M. Pasteur doit sa prompte et immense vulgarisation à M. H. Bouley, à qui, dans de grandes limites, l'agriculture est redevable de la connaissance des bienfaits que lui procure dès maintenant l'invention de la vaccination charbonneuse.

Je vous l'ai dit, il n'y a qu'un instant, la bactéridie charbonneuse est l'agent essentiel de la virulence de la maladie contagieuse qui nous occupe. Qu'est-ce donc que cette bactéridie ? C'est un infiniment petit, très vivace, très prolifique, dont les dimensions atteignent à peine au maximum, en longueur, un ou deux millièmes de millimétre. C'est un petit bâton grêle, ténu, qui se trouve en proportion considérable, par milliers, dans la gouttelette de sang placée sous le très petit objectif d'un microscope puissant. Cet être, ce ferment, ce végétal, ce champignon, est aérobie, c'est-à-dire qu'il vit d'air ; ce qui explique que la mort qu'il détermine a lieu par asphyxie du sujet infecté. La bactéridie charbonneuse peut être confondue avec beaucoup d'autres sujets du règne immense de la « *microbie* »; mais ce qui la distinque de tous ceux qui affectent la forme d'un bâtonnet, c'est sa complète immobilité. Ainsi, tandis que le vibrion est animé du mouvement brownien ; tandis que la bactérie du charbon symptômatique est mobile, la bactéridie charbonneuse est absolument inerte.

Introduite sous la peau, l'unité devient millier en quelques minutes ; en quelques minutes encore, le millier devient million ; et en quelques heures, ce million est milliard. Vous pouvez ainsi juger de la fécondité d'une *bactéridie* et par conséquent de la rapidité de la mort chez un animal dont elle a envahi l'organisme.

Eh bien ! cet être malfaisant, homicide, *animalicide*, M. Pasteur, par un artifice de génie, est parvenu à en faire un être bienfaisant, sauveur.

Comment? Je vous demande la permission d'entrer dans quelques détails un peu techniques :

Vous avez sans doute appris, messieurs, que le bouillon de culture, dans lequel vit et se propage le microbe du *choléra des poules*, laissé exposé à l'air pur, à la température ordinaire, perd de plus en plus de sa virulence. L'atténuation de ce virus se mesure au *pourcentage* de son activité. C'est-à-dire que si, par exemple, le bouillon fraîchement préparé tue cent pour cent des animaux inoculés, au bout de deux ou trois jours il n'en tue plus que 80 %, au bout de quatre, cinq ou six jours il n'en tuera plus que 60 ou 50 %, et ainsi de suite jusqu'à épuisement complet de la virulence.

C'est en se basant sur ce fait que M. Pasteur eut l'idée d'inoculer ce virus atténué et d'en faire, en quelque sorte, un vaccin contre le choléra des volailles, en donnant par cette inoculation l'immunité contre une inoculation ultérieure très-virulente. Et de fait, l'expérience a donné pleinement raison à l'illustre expérimentateur. Tout le monde connaît les résultats de ses expériences de vaccination des gallinacés.

De ce fait de l'inoculation préventive contre le choléra des volailles et de la ressemblance, parfaite en apparence, du microbe cholérique et du microbe charbonneux, il n'y avait qu'un pas à faire pour arriver à la vaccination anti-charbonneuse. Mais les résultats immédiats furent loin de se ressembler. D'où provenait cette différence ? Pourquoi la bactéridie charbonneuse ne se conduisait-elle pas de la même façon que le microbe du choléra des volailles ?

L'observation minutieuse a enseigné que, tandis que celui-ci se reproduisait par un seul mode, la *scissiparité*, le premier, au contraire, se reproduisait de deux façons : et par *scissiparité* et par *sporiparité*. C'est-à-dire que, tandis que l'un ne donne naissance qu'à un mycelium, l'autre donne naissance tout à la fois à un mycelium et à des spores.

Il se présentait donc une nouvelle difficulté à éluder ; et c'est dans cette difficulté vaincue que réside toute l'incommensurable importance des recherches de M. Pasteur, sur l'agent de la virulence du charbon.

L'expérience a encore enseigné que la spore bactéridienne, qui est, en quelque sorte, indestructible par les agents ordinaires de la mort de la bactéridie, comme le vibrion septicémique, l'alcool absolu, ainsi que l'a démontré notre éminent compatriote, M. Paul Bert, comme les acides faibles, etc., que cette spore, dis-je, qui conserve et fixe la virulence, ne résiste pas à l'action du feu. On a appris alors que la spore perd sa vitalité à une température de 42° à 43°. Or, en maintenant cette température au liquide de culture, tout en le laissant exposé à l'action de l'air pur, le mycelium bactéridien continue à se développer et à s'atténuer de plus en plus, en raison directe du temps de son exposition à l'air filtré.

Mais ce résultat n'était pas suffisant. Il s'agissait encore de fixer le degré de virulence en laissant le liquide se refroidir. Eh bien ! et c'est là le *merveilleux* de la découverte *merveilleuse*, le microbe maintenu chaud, qui ne produit plus que des filaments, lorsqu'il est ramené à la température ordinaire, donne naissance à de nouveaux corpuscules-germes qui, en se développant eux-mêmes, produisent une bactéridie qui n'a plus qu'un degré de virulence proportionnel à celui qu'avait le liquide au moment précis où il a été refroidi. C'est donc dans ce nouveau corpuscule-germe atténué que réside, comme l'a dit M. H. Bouley, le *devenir* de la nouvelle espèce, de la nouvelle variété de bactéridies. Et, en effet, supposons qu'un premier bouillon de culture, chauffé et exposé à l'air pur, ne tue plus par son inoculation que 80 % des animaux auxquels il sera injecté, on le fixe en le refroidissant, et alors indéfiniment ce liquide, comme la spore qu'il renferme, et quelle que soit la quantité injectée, ne tuera jamais plus de 80 % de la même espèce d'animaux. On laisse ce même liquide à la température de 42° à 43° exposé plus longtemps à l'action de l'air pur. Il ne tue plus que 50 % des mêmes animaux. On le fixe de la même façon que le premier et on obtient une nouvelle race bactéridienne. Et on peut aller ainsi *decrescendo* jusqu'à l'atténuation complète, et peut-être même l'extinction de la virulence.

C'est ainsi encore qu'un virus préparé tuera 50 % seulement les moutons inoculés, mais il tuera tous les lapins ; une préparation plus atténuée ne pourra plus tuer un mouton, mais tuera tous les cochons d'Inde ; et on arrivera ainsi à un vaccin qui, étant absolument inoffensif pour le mouton, pour le lapin, pour le cochon d'Inde, sera mortel pour la souris blanche ou pour des petits de cette espèce âgés de quelques heures ou même d'un jour.

L'expérience a en outre établi que les moutons qui avaient été inoculés une première fois avec un virus très-atténué, ne pouvant pas en tuer un seul, mais pouvant encore tuer un cobaye, soumis à une inoculation plus virulente pouvant tuer 50 % d'animaux de leur espèce, n'en éprouvaient aucun accident ; et qu'ensuite si on les soumettait à l'inoculation d'un liquide très-virulent, auquel ne résisterait pas un seul animal, s'il n'avait déjà subi des inoculations préventives, il n'en résultait pour eux aucun mal.

C'est là toute la théorie de la vaccination anti-charbonneuse qui sera le plus beau fleuron, parmi ceux qu'elle a déjà, de la couronne *pastorienne*.

Cette immunité communiquée ne peut d'ailleurs s'expliquer que par une incompatibilité absolue entre les deux races bactéridiennes, qui ne sauraient vivre en même temps dans le même milieu ou plutôt dans le même organisme vivant.

Je pense, messieurs, avoir été assez clair pour être compris. Laissez-moi vous communiquer, pour plus de précision, la note lue par M. Pasteur lui-même, en son nom et au nom de ses deux collaborateurs, MM. Chamberland et Roux, à l'Académie des Sciences, dans sa séance du 24 mars 1881 :

« Dans la lecture que j'ai faite à l'Académie, le 28 février dernier, dit l'illustre savant, nous avons annoncé qu'il était facile d'obtenir le microbe charbonneux aux degrés les plus divers de virulence, depuis la virulence mortelle, c'est-à-dire qui tue, cent fois sur cent, cobayes, lapins, moutons, jusqu'à la virulence la plus inoffensive, en passant d'ailleurs par une foule d'états intermédiaires. La méthode de préparation de ces virus atténués est d'une merveilleuse simplicité, puisqu'il a suffi de cultiver la bactéridie très-virulente dans du bouillon de poule à 42°-43° et d'abandonner la culture, après son achèvement, au contact de l'air, à cette même température. Grâce à cette circonstance que la bactéridie, dans les conditions dont il s'agit, ne forme pas de spores, la virulence d'origine ne peut se fixer dans un germe, ce qui arriverait infailliblement à des températures comprises entre 30° et 40° et au-dessous. Dès lors, la bactéridie s'atténue de jour en jour, d'heure en heure, et finit par devenir si peu virulente, qu'on est contraint, pour manifester en elle un reste d'action, de recourir à des cobayes d'un jour. Cette virulence, si faible, si près de s'éteindre, nous a portés naturellement à multiplier les expériences afin d'arriver, s'il était possible, à des atténuations encore plus grandes. Nous y sommes parvenus, en prenant pour point de départ la bactéridie la plus virulente que nous ayons eue jusqu'à présent entre les mains. C'est précisément celle dont j'ai parlé dans ma lecture du 28 février, provenant de la germination de corpuscules germes de quatre ans de durée. Cette bactéridie a pu être maintenue, sans périr, plus de six semaines à 42°-43°. L'expérience a commencé le 28 janvier. Dès le 9 février, sa culture ne tuait plus les cobayes adultes.

Trente et un jours après, le 28 février, une culture faite à 35°, préparée à l'aide du flacon toujours maintenu à 42° ou 43°, tuait encore les très jeunes souris, mais non les cobayes, les lapins et les moutons (1). Le 12 mars, c'est-à-dire quarante jours après le 28 janvier, une culture nouvelle ne tuait plus ni souris, ni cobayes, pas même les cobayes nés depuis quelques heures seulement. Nous avons été mis en possession d'une bactéridie qu'il est impossible de faire revenir à la virulence. Si jamais ce retour était obtenu, on peut assurer que ce serait en recourant à des espèces animales nouvelles, aujourd'hui inconnues pour être inoculables, absolument différentes de celles que nous savons être présentement aptes à contracter le charbon. En d'autres termes, nous possédons maintenant et nous avons le moyen simple de nous procurer une bactéridie issue de la bactéridie la plus virulente et qui est complètement inoffensive, tout à fait comparable à ces nombreux organismes microscopiques qui remplissent nos aliments, notre canal intestinal, la poussière que nous respirons, sans qu'ils soient pour nous des occasions de maladie ou de mort, parmi lesquels même nous allons chercher souvent des auxiliaires de nos industries.

« Que ce résultat est imprévu, lorsqu'on songe que cette bactéridie inoffensive se cultive dans des milieux artificiels avec autant de facilité que la bactéridie la plus virulente, et que morphologiquement elle ne peut s'en distinguer, si ce n'est par les caractères les plus fugitifs (2) !

(1) Les souris sont plus sensibles au charbon que les cobayes.

(2) Lorsque la bactéridie est très-atténuée, ses filaments sont plus courts, plus divisés. La culture moins abondante forme sur

« Les considérations et les faits suivants ne sont pas moins dignes d'intérêt.

« Dans ma lecture du 28 février, j'ai fait observer que le microbe charbonneux se distingue de celui du choléra des poules par l'absence probable, dans les cultures de ce dernier, de germes proprement dits. Toutes les cultures, en effet, du microbe du choléra des poules finissent par périr, soit qu'on les conserve au contact de l'air, soit qu'on les enferme dans les tubes clos en présence de gaz inertes, tels que l'azote et le gaz carbonique. Le microbe du charbon, au contraire, se résout dans ses cultures en corpuscules brillants, formant poussière. qui sont de véritables germes. Ce sont eux que nous avons vu se multiplier dans les terres, autour des cadavres charbonneux, ensuite ramenés par les vers de terre à la surface, où ils souillent les récoltes et deviennent les agents de propagation de la terrible maladie dans les étables ou sur les terres de parcage.

« Nous arrivons ainsi à nous poser la question suivante, si digne d'être méditée quand on la considère au point de vue élevé des principes de la philosophie naturelle : Tous ces virus charbonneux atténués qui nous occupent sont-ils capables, eux aussi, de se résoudre en corpuscules-germes, et, si la réponse est affirmative, quels sont les caractères de ces derniers? Reviennent-ils d'emblée à la virulence des germes de la bactéridie virulente, d'où on les a tirés par la méthode d'atténuation

les parois des vases un dépôt uniforme, tandis qu'à l'état virulent, on la voit le plus souvent en flocons cotonneux, constitués par de très longs fils. Cependant, il suffit d'attendre la formation des spores et de faire de celles-ci une culture nouvelle, pour qu'elle reprenne les formes du développement de la bactéridie virulente.

précédemment exposée? Si non, se confondent-ils avec ceux d'une bactéridie sans virulence aucune? Ou bien enfin, ces germes, multiples dans leur nature, fixent-ils et pour toujours les virulences de leurs bactéridies propres, ajoutant ainsi aux connaissances médicales et aux grandes lois naturelles, ce principe nouveau de l'existence d'autant de germes qu'il y a de sortes de virulences dans certains virus animés?

« C'est cette dernière proposition qui est exacte. Autant de bactéridies de virulences diverses, autant de germes dont chacun est prêt à reproduire la virulence de la bactéridie dont il émane.

« Ai-je besoin d'ajouter maintenant qu'une application pratique d'une grande importance nous est offerte? Tout en réservant l'étude ultérieure des difficultés de détail que nous pourrons rencontrer dans la mise en œuvre d'une vaste prophylaxie charbonneuse, il n'en reste pas moins établi que nous avons à notre disposition non-seulement des bactéridies filamenteuses pouvant servir de virus-vaccins fixés dans leurs germes avec toutes leurs qualités propres, transportables, sans altération possible. »

Vous venez de voir, messieurs, par quels artifices le grand Maître de l'Ecole normale supérieure est arrivé à *vaccinifier* un agent de destruction des plus redoutables. Il me reste maintenant à vous indiquer quels sont les procédés de vaccination que M. Pasteur a jugé bon de mettre en pratique jusqu'à présent.

Il opère par injections sous-cutanées; et il choisit toujours les régions du corps où le tissu cellulaire est le plus lâche, le plus abondant. Il fait une première injection avec un virus-vaccin très atténué, incapable de tuer un individu de l'espèce à vacciner. Douze ou quinze jours après il fait une seconde injection. Mais alors il emploie un virus beaucoup plus violent et pouvant tuer 50 % environ des animaux vaccinés, s'ils n'avaient été soumis à la première opération. Dès lors, les animaux sont considérés comme ayant acquis l'immunité contre l'infection spontanée ou expérimentale du sang de rate. C'est du reste ce qu'ont démontré les belles expériences de Melun dont j'ai à vous dire quelques mots. Il me suffira pour cela de vous donner connaissance du programme *audacieux* qu'en a tracé M. Pasteur lui-même ; puisque les résultats ont été ceux annoncés et prévus dans ce programme désormais célèbre :

« La Société d'agriculture de Melun ayant proposé à M. Pasteur, par l'organe de son Président, M. de La Rochette, de se rendre compte par elle-même, sous le rapport pratique, des résultats des expériences faites par M. Pasteur et MM. Chamberland et Roux, au sujet de l'affection charbonneuse, il a été convenu ce qui suit :

« 1° La Société d'agriculture de Melun met à la disposition de M. Pasteur 60 moutons.

« 2° 10 de ces moutons ne subiront aucun traitement et serviront comme témoins.

« 3° 25 de ces moutons subiront deux inoculations vaccinales à douze ou quinze jours d'intervalle, par le virus charbonneux atténué.

« 4° Ces 25 moutons seront, en même temps que les 25 restants, inoculés douze ou quinze jours après, par le virus très-virulent.

« Les 25 moutons non vaccinés périront tous, alors que les 25 vaccinés résisteront et on les comparera ultérieurement avec les 10 témoins réservés ci-dessus, afin de montrer que les vaccinations n'ont pas empêché ces moutons de revenir, après un certain temps, à un état normal.

« 5° Après l'inoculation du virus très-virulent aux deux séries de 25 moutons vaccinés et non vaccinés, les 50 moutons resteront réunis dans la même étable ; on distinguera une des séries de l'autre en faisant, avec un emporte-pièce, un trou à l'oreille des 25 moutons vaccinés.

« 6° Les 10 moutons témoins resteront toujours dans une bergerie à part, afin qu'ils ne soient pas exposés à la contagion des moutons malades.

« 7° Tous les moutons qui mourront seront enfouis un à un dans des fosses distinctes, voisines les unes des autres et situées dans un enclos palissadé.

« 8° Au mois de mai 1882, on fera parquer dans l'enclos dont il vient d'être question 25 moutons neufs, c'est-à-dire n'ayant pas servi à des expériences.

« Lorsque ces 25 moutons auront mangé l'herbe de l'enclos, on continuera de les nourrir sur ce même enclos avec de la luzerne déposée sur la terre de l'enclos. De ces 25 moutons plusieurs se contagionneront spontanément par les germes charbonneux qui auront été ramenés à la surface du sol par les vers de terre et mourront du charbon. On pourra mettre fin à cette expérience après une semaine ou deux, dès qu'on aura constaté la mort de quelques moutons, afin de ne pas faire une perte d'animaux qui deviendrait alors inutile, puisque la contagion sera suffisamment établie par la mortalité de quelques-uns. La Société fera du reste en ceci ce que bon lui semblera.

« 9° 25 autres moutons seront parqués tout à côté de l'enclos, à quelques mètres de distance, à un endroit où on n'aura jamais enfoui d'animaux charbonneux, afin de montrer qu'aucun d'entre eux ne mourra du charbon. Ce second enclos sera également palissadé et de même surface que le précédent.

« M. le Président de la Société d'Agriculture de Melun, ayant exprimé à M. Pasteur le désir que les expériences qui précèdent puissent être étendues à des vaches, M. Pasteur lui a répondu qu'il était tout prêt à le faire en l'avertissant toutefois que jusqu'à présent les épreuves de vaccination sur les vaches ne sont pas encore aussi avancées que celles sur les moutons; qu'en conséquence, il pourrait arriver, ce que M. Pasteur ne croit pas cependant, que les résultats ne seraient pas aussi manifestement probants que pour les moutons. Dans tous les cas, M. Pasteur est très-heureux de l'initiative prise par la Société d'Agriculture de Melun et il serait très-reconnaissant à cette Société de vouloir bien mettre 10 vaches à sa disposition. 6 seraient vaccinées en même temps que les 10 moutons et 4 non vaccinées. Après la vaccination, les vaches recevront simultanément l'inoculation du virus très-virulent; les 6 vaches vaccinées ne seront pas malades, les 4 non vaccinées périront en totalité ou en partie ou du moins seront toutes très-malades. Avec les vaches mortes, on pourra reproduire l'expérience de la contagion par la terre de la surface des fosses, comme il a été dit ci-dessus pour le mouton. »

Comme vous le voyez, messieurs, il fallait une bien grande confiance dans le succès, une certitude bien absolue dans les résultats pour les annoncer à l'avance d'une façon aussi nette, aussi formelle, aussi précise.

C'est à Pouilly-le-Fort, près Melun, que les expériences ont été faites, dans une propriété appartenant à M. H. Rossignol, dont j'aurai tout-à-l'heure l'occasion de parler.

Ce n'est certainement pas sans une certaine méfiance que M. Pasteur est venu à Pouilly-le-Fort; méfiance bien justifiée par le fait que presque tous les vétérinaires présents, et en particulier celui qui devait surveiller les animaux, avaient été les défenseurs plus ou moins acharnés de M. Colin (d'Alfort) contre M. Pasteur. Et du reste, l'un de nous, M. Biot, de Pont-sur-Yonne, ne l'a pas dissimulé à M. Pasteur.

Néanmoins, malgré sa méfiance à notre égard, l'illustre savant est revenu de la prévention qu'il avait contre nous, et a rendu justice au zèle avec lequel nous avons suivi ses belles expériences; car il a cru devoir inscrire nos noms dans le Mémoire, qu'il a lu à l'Institut, et par lequel il rendait compte des expériences de Pouilly-le-Fort.

Les expériences ont été faites dans les conditions strictement formulées par le programme. Les animaux ont été confiés à la surveillance de M. Rossignol, sous le contrôle effectif des aides de M. Pasteur, MM. Chamberland et Roux, qui venaient chaque jour, et à tour de rôle, à Pouilly-le-Fort, prendre les températures des animaux vaccinés.

Les résultats ont été exactement ceux annoncés par le programme. En ce qui concerne les moutons, tous les animaux non vaccinés sont morts; tous ceux qui, au contraire, avaient subi les deux inoculations préventives, ont parfaitement résisté. Il y a cependant eu une exception pour une brebis pleine qui a succombé à une métro-septique, quoi qu'en ait dit M. Depaul à l'Académie de médecine, et surtout, quoi qu'en ait dit M. Colin. Je comprends jusqu'à un certain point que des médecins aient pu douter de la cause de la mort; mais je n'admets pas qu'un vétérinaire, comme M. Colin, nie que la métrite septique ait pu tuer une brebis. Quoi qu'il en soit de cette discussion, tous les vétérinaires, praticiens du moins, sont convaincus que la brebis pleine vaccinée, morte après l'inoculation très-virulente, a succombé aux suites de la mort du fœtus et de sa putréfaction dans l'utérus. Chaque jour nous constatons de semblables accidents dans nos clientèles. Et, parmi vous, Messieurs, il y a bon nombre de cultivateurs, d'agriculteurs, qui ont eu à supporter des pertes de vaches ou de brebis par suite de non délivrance, ou d'avortement avec séjour du fœtus dans la matrice.

Quant aux animaux de l'espèce bovine qui ont été sacrifiés pour ces expériences, les résultats qu'ils ont fournis ont été moins satisfaisants que ceux obtenus avec les moutons. Néanmoins, ce qui était annoncé dans le programme s'est réalisé : tous ceux qui avaient subi les deux vaccinations n'ont rien ressenti à la suite de l'inoculation très-virulente ; tandis que si les non vaccinés ne sont pas tous morts, ceux qui ont résisté ont été tellement malades que longtemps on les a considérés comme perdus.

Comme vous le voyez, il ne reste plus qu'à donner satisfaction aux paragraphes 8 et 9 du programme. Or, le résultat ne saurait être douteux. Qu'il me suffise, pour en donner la preuve, de vous rappeler la démonstration que M. Pasteur a faite de la vitalité de la spore bactéridienne ramenée par les lombrics à la surface du sol où elle souille les récoltes ; le fait raconté par M. le baron de Seebach ; les faits recueillis par M. H. Thierry et par moi à Pacy-sur-Armançon ; et enfin ceux observés dans la Beauce par MM. Pasteur, Roux, Chamberland, Toussaint, etc., etc.

Voilà donc un grand fait acquis : la possibilité de conférer l'immunité contre le charbon au moyen d'un vaccin particulier qui n'est autre que le virus charbonneux lui-même atténué.

Il existe encore un autre mode de vaccination contre le charbon symptômatique. C'est celui qui a fait l'objet des expériences de Chaumont-en-Bassigny et dont j'aurai l'honneur de vous entretenir dans quelques instants.

Dans la discussion qui s'est élevée au sein de l'Académie de médecine, après le compte-rendu des expériences de Pouilly-le-Fort fait par M. H. Bouley, MM. J. Guérin, Depaul, Blot, etc , etc., ont dit qu'avant d'accepter ce grand fait médical comme démontré, il fallait attendre la sanction du temps. Ces savants avaient sans doute oublié qu'avant de venir *in campo*, il y avait longtemps déjà que M. Pasteur et ses aides si distingués étaient fixés sur la valeur et la durée de ce nouveau vaccin, car ils pouvaient présenter des animaux préventivement inoculés depuis six mois, huit mois et plus. Et du reste, M. Pasteur eut-il, non pas accepté, mais formulé le programme de Melun, si, à l'avance, il n'avait été certain des résultats?

Il y a aujourd'hui quinze ou dix-huit mois que les premiers animaux ont été vaccinés dans le laboratoire, et l'immunité dure encore. Au point de vue de la durée de l'action vaccinale, l'expérience est suffisamment concluante, car, en général, nous ne laissons pas une si longue vie à nos moutons, que nous ayons à nous préoccuper de cette question.

Tout le public, qui se pressait dans la cour de la ferme de notre ami Rossignol, était sceptique. Mais au bout d'un mois, lorsqu'on vit mourir les vingt-cinq moutons non vaccinés, et qu'on vit les cinq vaches très-malades, tout ce public fut désarmé et n'eut plus la moindre prévention contre cette nouveauté prophylactique. Et notez que l'expérience était faite dans un pays qui paye annuellement un tribut de plus d'un million à la fièvre charbonneuse ou sang de rate. Tous les agriculteurs, tous les fermiers de la Brie présents à Pouilly-le-Fort, furent tellement convaincus, qu'à peine un mois après la dernière inoculation qui eut lieu le 31 mai, il y avait 10,000 moutons vaccinés et au moins 1,500 têtes de gros bétail. Aujourd'hui le nombre des vaccinés atteint cent mille ou tout près de ce chiffre énorme. L'engouement a été tel, que M. Pasteur et ses aides ne pouvaient suffire à fournir le bouillon vaccinal Aussi, peu de temps après, furent-ils obligés d'annoncer qu'ils allaient se mettre en mesure, et que vers le commencement de l'année 1882 ils en auraient près de deux hectolitres. Or, il en faut environ 2 millimètres cubes par bête.

Dès le début des vaccinations, à l'époque où M. Pasteur ne pouvait suffire aux demandes, il avait fait une réserve facile à comprendre : c'est qu'il ne voulait confier son vaccin ou plutôt ses vaccins qu'à des hommes en qui il avait pleine confiance et qu'il savait devoir bien faire l'opération (1).

Lors de l'inoculation très-virulente à Pouilly-le-Fort,

(1) « Après les éclatantes démonstrations données par les expériences de Pouilly-le-Fort, d'Alfort et de Chartres, la vaccination charbonneuse a franchi les limites du laboratoire et est devenue une pratique qui tend de plus en plus à se généraliser. M. Pasteur n'a pas pu résister plus longtemps à la juste impatience des propriétaires de bestiaux ; et, malgré son intention première de ne laisser pratiquer, dans les premiers temps, la vaccination que

quelqu'un fit la réflexion que M. Pasteur inoculait un virus charbonneux, à n'en pas douter, mais que ce n'était pas dans de telles conditions que l'inoculation spontanée avait lieu d'ordinaire. Il répondit à cette objection : « Je veux bien inoculer du sang charbonneux provenant d'un animal mort du sang de rate, mais je veux être sûr qu'avec ce sang charbonneux je n'inoculerai pas le vibrion septicémique ; donnez-moi un cadavre frais d'un animal venant de succomber depuis quelques heures seulement, et je ferai l'inoculation séance tenante. »

Mais, Messieurs, cette inoculation telle qu'on la désirait a été faite ultérieurement à Chartres, et elle a donné des résultats aussi positifs que satisfaisants. Et pourquoi en eut-il été autrement? Évidemment le liquide très-virulent de M. Pasteur renferme autant et certainement plus même de microbes charbonneux que le sang ou la pulpe de la rate pris sur un cadavre mort de la fièvre charbonneuse.

Voici, du reste, Messieurs, le résumé de ces expériences de Chartres :

16 moutons non vaccinés et 10 moutons vaccinés du

par des personnes initiées, afin d'assurer toujours la parfaite réussite, force lui a bien été de céder à des demandes qui lui venaient de partout. Les vaccins préparés dans son laboratoire sont mis à la disposition des vétérinaires chez M. Boutroux, rue Vauquelin, à Paris, et livrés avec une notice. Les règles auxquelles les opérateurs doivent s'astreindre sont indiquées dans cette notice avec les plus grandes minuties, qui toutes sont nécessaires pour éviter les accidents. La réussite constante des épreuves de laboratoire dépend de ce que rien n'y est oublié des précautions que la science a reconnues nécessaires. On peut assurer que, dans la pratique, les mêmes succès peuvent être obtenus si l'on s'astreint exactement et de la même manière à l'observation des règles prescrites. » (H. BOULEY.)

troupeau d'Alfort furent inoculés à la ferme de Lambert, près Chartres, avec du sang d'un mouton mort du sang de rate depuis moins de 12 heures.

Le lendemain, la Commission constata que pas un des moutons d'Alfort n'avait succombé, que pas un ne paraissait même indisposé; par contre, 10 moutons non vaccinés étaient morts, et plusieurs paraissaient tristes et abattus; 5 autres de ces moutons sur les 6 qui restaient moururent soit dans la journée, soit le lendemain.

A l'autopsie, on rencontra toutes les lésions caractéristiques de la fièvre charbonneuse.

En résumé : 10 moutons qui avaient reçu la vaccination préventive ont tous résisté à l'inoculation charbonneuse, tandis que sur 16 moutons qui n'avaient pas été soumis à une vaccination préalable, la même inoculation en a tué 15.

N'y a-t-il pas là une sorte de démonstration que le virus préparé par M. Pasteur était plus actif que le virus pris sur un cadavre charbonneux? A moins que ce seizième mouton réfractaire, mais originaire de la Beauce, ne fût spontanément vacciné, comme cela arrive souvent dans les grandes épidémies ou épizooties.

Postérieurement aux expériences de Melun, de nombreuses vaccinations ont été faites, je vous le disais il n'y a qu'un instant. Or, parmi les nouveaux vaccinés se sont trouvées beaucoup de brebis pleines, et on en profitera pour apprécier ce fait important de savoir si le produit acquiert l'immunité en même temps que sa mère (1).

Mais, Messieurs, les ovidés et les bovidés ne sont pas

(1) Des expériences que M. le docteur Rodet, de Lyon, a faites en vue de la soutenance de sa thèse d'agrégation, il semble

les seuls animaux susceptibles de contracter le sang de rate. Les équidés, vous le savez, n'en sont pas exempts; aussi le vétérinaire distingué de Melun, dont le nom a déjà été cité plusieurs fois, a-t-il cru devoir tenter l'essai de la vaccination sur le cheval.

L'expérimentateur prit deux chevaux sacrifiés. L'un subit les deux vaccinations préventives le 6 et le 19 août dernier. Le 2 septembre suivant, les deux animaux furent inoculés avec une certaine quantité d'un liquide très-virulent préparé par l'un des aides de M. Pasteur, M. Roux. Le cheval vacciné n'éprouva aucune indisposition. Le second mourut le 15 septembre, et l'autopsie révéla la présence de bactéridies dans le sang. L'expérience était concluante.

Il s'est écoulé bien peu de temps depuis que l'opération de la vaccination anti-charbonneuse est entrée dans le domaine de la pratique, et cependant ses bienfaits se font déjà sentir d'une façon très-appréciable. Je ne possède pas les chiffres exacts qui caractérisent cette importante différence; mais je sais que la mortalité des moutons des arrondissements de Melun, Provins, etc., a diminué dans une notable proportion. D'ailleurs, Messieurs, vos nombreuses publications agricoles ne tarderont pas à vous éclairer d'une manière absolue sur ces résultats, intéressants pour la France entière (1).

J'arrive maintenant, Messieurs, au charbon symptômatique, à son inoculation prophylactique et aux expériences de Chaumont-en-Bassigny.

Je vous ai dit que je reviendrais sur les caractères dif-

résulter que le fœtus est vacciné par le fait de la vaccination anticharbonneuse pratiquée sur la mère.

(1) M. Pasteur vient de communiquer au Comité consultatif

férentiels des deux charbons, c'est-à-dire du sang de rate ou charbon proprement dit, encore appelé charbon essentiel, et du charbon symptômatique ou pustule maligne fausse. La nomenclature est bien vicieuse à l'égard de ces deux maladies ; car on devrait réserver exclusivement le nom de charbon à celui qu'on désigne, dans les nosographies, sous le nom de charbon symptômatique, en raison de la couleur des produits qui s'écoulent d'une tumeur ouverte. Mais la confusion qui existait sur la nature, sur les causes de ces deux maladies, distinctes aujourd'hui, devait nécessairement amener la confusion des noms.

Au point de vue étiologique, il n'y a peut-être pas une grande différence à signaler. Mais les différences symptômatiques sont cliniquement et expérimentalement bien

des épizooties les résultats acquis des expériences en cours sur le troupeau de la ferme de Vincennes :

Groupe A. — 75 moutons ont été vaccinés avec le vaccin du premier degré.

Groupe B. — 75 avec le premier et le deuxième vaccin.

Groupe C. — 75 avec le premier et le deuxième vaccin et ont résisté à l'inoculation du virus mortel qui leur a été faite ensuite.

Quatre mois et demi après, 12 moutons de chaque groupe ont subi l'inoculation du virus mortel.

Groupe A. — Sur les 12, 8 sont morts : ce qui prouve déjà une certaine immunité.

G oupe B. — Fièvre éphémère. Pas de morts.

Groupe C. — Indifférence absolue à l'inoculation.

Superbes résultats des merveilleuses expériences qui vont être continuées pendant quatre ans et au cours desquelles on va chercher, par des croisements habiles, à faire une race présentant l'immunité à la maladie charbonneuse.

Décidément on doit s'attendre à tout de M. Pasteur, qui n'a jamais failli à aucune de ses promesses.

plus accusées. Je ne vous ferai pas l'historique de la maladie. Cette étude n'a guère d'intérêt que pour ceux qui font leur métier de l'art de guérir. Je me contenterai d'indiquer sommairement les symptômes caractéristiques, univoques, pathognomoniques du charbon à tumeurs externes.

Le charbon symptômatique attaque principalement les jeunes animaux de l'espèce bovine. Indépendamment des symptômes généraux qui simulent, au début, la gastro-entérite chez les bovidés, il se caractérise par la soudaineté et l'apparition de tumeurs dont les siéges ordinaires sont les rayons supérieurs des membres, quelquefois le tronc et particulièrement la gouttière de la jugulaire, le sternum et la région lombaire.

Quel que soit le siége de cette tumeur, elle est irrégulière, mal circonscrite et progresse dans tous les sens avec une effrayante rapidité. D'abord très-douloureuse dans tous ses points, elle devient insensible dans le centre, crépitante et sonore à la percussion. Tous les tissus qui la forment sont *très noirs*, friables, faciles à écraser. Incisés, au début de la maladie, ils laissent écouler du sang rutilant, puis, plus tard, un liquide semblable au sang veineux, et, dans les derniers moments, une sérosité spumeuse.

Le sang qui s'écoule par une jugulaire ouverte dans le cours de la maladie, forme une belle veine fluide, se coagule rapidement et se comporte comme du sang d'un animal sain. La saignée n'est pas *baveuse*.

Dans le charbon essentiel on ne constate pas de tumeurs; la saignée d'essai est baveuse; le sang est noir, poisseux, incoagulable.

La terminaison du charbon symptômatique est toujours fatale, quels que soient les moyens thérapeutiques mis en usage.

Très-peu de temps après la mort, le cadavre se ballonne et des gaz, qui sont constitués par de l'acide carbonique et probablement par de l'hydrogène carboné, s'accumulent dans l'abdomen, dans le tissu cellulaire sous-cutané et intra-musculaire de la région, siége de la tumeur, et jusque dans les vaisseaux.

« Si on incise une tumeur, les muscles qui la constituent ont une teinte noire très-foncée, caractéristique, qui a fait, à juste titre, donner le nom de charbon à la maladie par nos prédécesseurs. Les faisceaux musculaires se dissocient et sont, en quelque sorte, disséqués par les gaz qui les pénètrent; et enfin, dans la fibre musculaire on trouve toujours, mais quelquefois avec une grande difficulté, un microbe particulier qui se rencontre dans le foie et la rate, bien que ces organes ne présentent rien d'anormal en apparence.

« La plupart des ganglions lymphatiques sont malades, mais ils sont plus rouges et plus hyperhémiés du côté où siége la tumeur que du côté opposé. Ces ganglions renferment aussi le microbe (1). »

Je vous ai dit que la bactéridie était l'agent infectieux dans les produits inoculables du sang de rate ; l'on peut affirmer que sans ce *bacillus authracis* ou son corpuscule-germe, on ne communique jamais la fièvre charbonneuse.

« Ce bacille n'existe pas dans le charbon symptôma-

(1) Arloing, Cornevin et Thomas. — In journal de médecine vétérinaire et de Zootechnie publié à l'École vétérinaire de Lyon. 1880.

tique ; il y est remplacé par un microbe qui possède des caractères objectifs très différents.

« Si l'animal est mort depuis très-peu de temps, ce microbe n'a pas les mêmes caractères dans le sang, les tumeurs musculaires, les parenchymes, la sérosité des œdèmes.

« Si on le recherche dans les infractus des muscles, il faut être averti qu'il est peu abondant dans la sérosité de la tumeur. Le microphyte est cantonné pour ainsi dire dans le tissu conjonctif inter et intra-musculaire et à l'intérieur des faisceaux contractiles, d'où on l'extrait par râclage.

« Porté sur le microscope, il se montre avec la forme d'un bâtonnet plus court et surtout plus large que le *bacillus anthracis*, arrondi à ses deux extrémités et presque toujours pourvu à l'une d'elles, rarement au milieu, d'un noyau réfringent ; parfois le bâtonnet est très allongé et muni d'un noyau à chaque extrémité. Il peut arriver que le microbe soit décélé seulement par un noyau, parce que le court filament qui enferme ce dernier a presque le même indice de réfraction que le liquide ambiant.

« Dans la sérosité de l'œdème voisin des tumeurs, le bâtonnet est fréquemment dépourvu de noyau.

« Qu'il soit nucléé ou sans noyau, le microbe ou bâtonnet du charbon symptômatique diffère de la bactéridie charbonneuse par son excessive mobilité ; il se déplace, pirouette sur lui-même, monte et descend dans le liquide de la préparation, se présentant de temps en temps par son extrémité, de façon à figurer momentanément un simple corpuscule.

« Le microbe nucléé se trouve aussi dans les parenchymes, les ganglions lymphatiques, la rate, les reins, le poumon et surtout le foie, associé à des granulations ovoïdes, brillantes, isolées ou accolées bout à bout au nombre de deux ou trois (1). »

J'ai vu ce microbe dans les magnifiques laboratoires de l'Ecole vétérinaire de Lyon, et je dois cette bonne fortune à l'extrême obligeance des savants confrères auxquels j'ai déjà fait quelques emprunts pour la rédaction de cette conférence.

Si j'ai tenu à donner cette description assez complète du microphyte qui détermine le charbon symptômatique, c'est qu'il est connu depuis peu de temps et grâce aux ingénieuses recherches de jeunes savants : MM. Arloing, Cornevin et Thomas.

C'est à ces expérimentateurs que nous devons d'être sur la voie d'une nouvelle vaccination prophylactique. Permettez-moi, Messieurs, de vous dire ce que sont ces chercheurs, qui tous trois sont mes confrères.

M. Arloing, vétérinaire, docteur ès-sciences et docteur en médecine, est professeur à l'Ecole vétérinaire et agrégé de la faculté de médecine de Lyon. Depuis qu'il a quitté les bancs de l'Ecole vétérinaire, il a toujours appartenu à l'enseignement vétérinaire et médical ; il est anatomiste et physiologiste.

M. Cornevin est également un jeune professeur de l'Ecole vétérinaire de Lyon. Avant de suivre la carrière de l'enseignement, il a exercé pendant quelques années la médecine vétérinaire dans la partie de la Haute-Marne, le Bassigny, où sévit très fréquemment, en faisant de nombreuses victimes, le charbon symptômatique.

(1) Arloing, Cornevin et Thomas. — *Loc. cit.*

M. Thomas, que les professeurs lyonnais se sont adjoint pour leurs recherches et leurs expériences *in campo*, est vétérinaire à Dammartin, petite ville d'une autre région du Bassigny, où le charbon symptômatique impose aussi son lourd tribut.

Après avoir découvert le micro-organisme, agent essentiel de la virulence du charbon à tumeurs externes, les expérimentateurs ont voulu prouver son action. Pour obtenir ce résultat, ils ont séparé les pulpes infectieuses en deux parties par la filtration sur le plâtre — procédé Pasteur. — Le liquide filtré s'est toujours montré inoffensif, tandis que l'inoculation de la pulpe retenue sur le filtre a produit des accidents mortels.

La non-identité du charbon symptômatique et de la fièvre charbonneuse, qu'avait fait pressentir l'observation clinique, démontrée d'abord par les différences notables qui distinguent les agents infectieux, a été rendue évidente par l'expérimentation si savamment instituée par mes confrères de Lyon et de la Haute-Marne. Je ne vous parlerai que des résultats comparatifs :

Le sang de rate ou fièvre charbonneuse s'inocule très-sûrement à la lancette chargée de sang ou de la pulpe des ganglions lymphatiques, par une seule piqûre faite sous l'épiderme.

Le charbon symptômatique, inoculé de cette façon, ne produit rien ou presque rien que des accidents locaux sans importance.

Si on ajoute dans le tissu cellulaire sous-cutané du virus charbonneux à l'aide d'une seringue à canule capillaire, on obtient pour le sang de rate un résultat positif très rapide.

Pour le charbon symptômatique, les effets sont encore négatifs.

D'une manière générale on peut dire que ce dernier n'est pas inoculable avec des quantités infinitésimales, tandis que le premier l'est sûrement.

Il est donc acquis que l'inoculation à la lancette ne donne pas de résultats identiques ou analogues, suivant qu'il s'agira du charbon essentiel ou du charbon symptômatique.

Si ce dernier ne s'inocule pas par de petites quantités, il donne lieu à des accidents formidables, toujours mortels quand on fait pénétrer sous la peau deux ou trois centimètres cubes de matière inoculable chez les animaux doués de réceptivité. Et les accidents sont encore beaucoup plus rapides, avec la même terminaison, quand l'injection est faite dans le tissu musculaire lui-même.

Il y a encore une plus grande différence entre les deux maladies quand l'injection se fait dans le torrent circulatoire. J'y reviendrai tout à l'heure, car c'est sur cette différence qu'est basée l'inoculation préventive du charbon symptômatique.

Les virus ont différents milieux vivants propres à leur culture naturelle.

La fièvre charbonneuse se cultive avec sécurité chez les diverses espèces domestiques dans l'ordre suivant, basé sur la plus ou moins grande réceptivité ; le cochon d'Inde et le lapin, puis le mouton, en troisième ligne le bœuf ; le cheval et l'âne n'ont qu'une réceptivité moindre, et M. le professeur Toussaint, de l'Ecole vétérinaire et de l'Ecole de médecine de Toulouse, n'est parvenu à donner le sang de rate au chien que par injection intrà-vasculaire ; enfin, à sa température normale, le poulet, comme presque tous les oiseaux, résiste absolument.

« Relativement à la transmissibilité du charbon symptômatique, ces animaux ne se rangent pas dans le même ordre. L'organisme du veau, du mouton et de la chèvre constitue les milieux les plus aptes à l'évolution de cette maladie (1). »

Le cochon d'Inde vient ensuite; mais à la longue, la matière infectante s'épuise chez ce sujet. Le rat blanc, le cheval et l'âne résistent généralement aux inoculations intrà-musculaires, et l'accident le plus grave qui en résulte se termine par un abcès circonscrit.

Le lapin, qui est un *criterium* pour le sang de rate, a, jusqu'ici, paru réfractaire à l'inoculation du charbon symptômatique,

On sait que certaines espèces, comme le mouton barbarin, ont une sorte d'immunité innée contre le sang de rate.

Il est démontré que ces animaux, réfractaires au sang de rate, peuvent contracter le charbon symptômatique. Et la réciproque est vraie, car des animaux, vaccinés contre le charbon symptômatique, ont été tués par le *bacillus anthracis*.

On a également signalé ce fait curieux : Que dans l'inoculation du charbon bactéridien faite chez une femelle pleine, la mère succombe ayant le sang rempli de bactéridies, sans qu'on en trouve la moindre trace dans le sang fœtal. C'est absolument le contraire qui se passe dans l'inoculation intrà-veineuse du charbon symptômatique ; on ne rencontre pas le microbe chez la mère, et le sang fœtal en est rempli. Ce dernier phénomène s'accompagne quelquefois de l'avortement.

Il ne me reste plus, Messieurs, qu'une différence à vous

(1) Arloing, Cornevin et Thomas. — *Loc. cit.*

signaler; mais dès maintenant, je pose le fait, désormais acquis à la science, tel que l'ont posé MM. Arloing, Cornevin et Thomas.

Le charbon symptômatique est une maladie infectieuse inoculable, distincte du sang de rate, et qui ne saurait être considérée comme l'expression périphérique de la fièvre charbonneuse, ni comme la pustule maligne vraie. Il faut donc dès aujourd'hui séparer ces deux entités morbides dans les cadres nosologiques.

Comme vous le voyez, les recherches de mes savants confrères les ont conduits à une véritable découverte scientifique, qu'ils ont su rendre plus importante par celle de l'inoculation préventive en faisant l'injection intrà-veineuse du microbe, agent infectieux du charbon symptômatique.

Tous les caractères différentiels que, après MM. Davaine, Boulet-Josse, Chauveau, Arloing, Cornevin et Thomas, je viens de vous indiquer sommairement, suffiraient à fixer définitivement le grand fait pathognomonique signalé, mais, avec intention, j'ai fait une omission que je m'empresse de réparer en citant textuellement les expérimentateurs lyonnais et de la Haute-Marne.

« La différence que nous venons de montrer entre ces deux maladies au point de vue des doses nécessaires pour les reproduire par inoculations sous-cutanées, est plus marquée encore lorsqu'on introduit la substance infectieuse dans le sang.

« L'injection du sang d'un sujet atteint du sang de rate dans les veines d'un animal apte à l'évolution de la maladie, le tue infailliblement, et, comme l'a vu M. Toussaint, on peut diminuer à volonté la durée de la survie en augmentant la dose de l'injection ou en choisissant un sang plus riche en agents infectieux. L'injection intràveineuse a même paru à M. Toussaint plus terrible que l'inoculation à la lancette et par injection sous-cutanée, car il a observé qu'elle tue plus rapidement le mouton, le cheval et l'âne, et c'est par ce procédé seulement que cet expérimentateur est parvenu à faire mourir le chien du sang de rate.

« La pulpe préparée avec la tumeur du charbon symptômatique, pulpe qui se montre si dangereuse dans les muscles à la dose de quelques grammes, peut être tolérée dans le sang par le veau, le mouton et la chèvre à la dose de 2, 3, 4 et 6 centimètres cubes.

« Dans la plupart de nos expériences, nous avons causé une maladie éphémère. Les inoculés ont présenté un peu de tristesse, un peu d'inappétence et de fièvre ; leur température s'est élevée de 1° à 1° 9 ; mais ces symptômes généraux n'ont duré que deux ou trois jours, et, en général, ils ont disparu plus rapidement chez le veau et chez le mouton que chez la chèvre. Malgré la légèreté de ces troubles, il ne faudrait pas croire à l'inefficacité de l'inoculation. Nos inoculés ont eu la maladie que nous cherchions à leur communiquer, sous une forme bénigne, et sans les tumeurs musculaires, qui en sont la caractétique extrême et toujours fatale (1). »

C'est pour arriver au fait de l'inoculation préventive du charbon symptômatique que je suis entré dans ces développements peut-être un peu trop longs. Mais il me paraissait bien difficile de faire autrement, pour démontrer d'une façon indubitable la possibilité de conférer l'immunité au veau, au mouton et à la chèvre contre

(1) Arloing, Cornevin et Thomas. — *Loc. cit.*

cette maladie, par l'injection intrà-veineuse du microbe.

On a vu précédemment que l'insertion d'une certaine quantité de pulpe infectieuse de charbon symptômatique dans les muscles et dans le tissu cellulaire sous-cutané, était mortelle ; qu'au contraire une plus grande quantité de cette pulpe, introduite dans le sang, était bien supportée. C'est sans doute parce que le microphyte actif qui s'y rencontre, et qui est anaérobie, trouve son milieu d'atténuation dans le sang même ; tandis que la bactéridie du sang de rate, qui se cultive et s'atténue dans des milieux artificiels, est essentiellement aérobie.

Dans tous les cas, les injections intrà-veineuses produisent une maladie atténuée. On peut donc considérer les animaux remis, après avoir éprouvé des troubles plus ou moins sérieux, comme des sujets guéris du charbon symptômatique et pourvus de l'immunité contre les atteintes ultérieures du mal, M. Chauveau a, d'ailleurs, observé que les injections intrà-veineuses de vaccin donnaient au cheval l'immunité vaccinale, qu'elles fussent ou non suivies d'éruption pustuleuse. D'autre part, M. H. Bouley a remarqué que l'injection du virus de la péripneumonie contagieuse de l'espèce bovine dans le sang, préserve la vache des effets ordinaires de l'inoculation de ce virus dans le tissu cellulaire. Il est donc rationnel d'admettre qu'il doit en être de même du virus du charbon symptômatique, et c'est précisément ce que des expériences qui ne se sont jamais démenties ont prouvé, depuis deux ans, que MM. Arloing, Cornevin et Thomas, tous trois élèves de M. Chauveau, les ont entreprises.

« Mais, afin de vérifier cette hypothèse, nous avons injecté, disent les expérimentateurs, le microbe dans les muscles des sujets qui l'avaient reçu en injection intràveineuse, 5, 10, 15 ou 20 jours auparavant. Or, aucune de ces inoculations faites jusqu'à présent sur le veau, le mouton et la chèvre, n'a engendré la tumeur charbonneuse ; le produit inoculé a provoqué la formation d'un abcès, dans lequel le microbe conserve son activité.

« *Il est donc évident que l'introduction du microbe de la tumeur du charbon symptômatique dans le sang, donne l'immunité au veau, au mouton et à la chèvre, contre les effets désastreux de l'inoculation intrà-musculaire* (1). »

Cependant l'immunité n'existe réellement et n'est sûrement effective que quand l'injection intrà-veineuse a produit des troubles légers. Si l'on fait simultanément une inoculation intrà-veineuse et une inoculation dans la gaîne cellulaire de la veine, le sujet est emporté par des troubles locaux.

« S'il était démontré que le microbe, au moment où il infecte *naturellement* les jeunes bovidés, est dans le même état que celui de la tumeur, l'injection intrà-veineuse constituerait un procédé de vaccination précieux dans les pays où le charbon symptômatique fait de grands ravages (2). »

Cette preuve est faite aujourd'hui par 300 à 400 inoculations préventives, et peut-être davantage, pratiquées dans le Bassigny. Et ce fait, je l'affirme sur la foi de deux expérimentateurs, MM. Arloing et Cornevin. J'ai même appris, depuis, que les propriétaires se prêtaient volontiers à l'inoculation sur leur bétail. Mais malheureusement, il n'en est pas de même partout.

(1) Arloing, Cornevin et Thomas. — *Loc. cit.*
(2) Arloing, Cornevin et Thomas. — *Loc. cit.*

Je désire encore, avant de vous faire la relation des expériences de Chaumont, vous parler du manuel opératoire de cette nouvelle vaccination, infiniment plus compliquée, plus délicate et partant plus difficile que celle de M. Pasteur qui, elle, peut être faite par toute personne un peu habituée à manipuler des animaux. C'est, du reste, cette complication, qui, en en faisant une véritable opération ou dissection anatomique, s'opposera, peut-être pendant longtemps, à sa vulgarisation. Mais je dois le dire, M. Arloing l'a d'ailleurs déclaré à Chaumont, cet habile physiologiste espère que bientôt il aura trouvé des simplifications telles, que cette nouvelle vaccination pourra devenir usuelle.

Je tiens d'autant plus à vous parler du manuel opératoire qu'il y a certains détails d'où dépend le succès de cette vaccination. Je vais vous l'exposer *de visu* :

L'injection se fait dans la veine jugulaire, parce que c'est le vaisseau le plus facile à atteindre, à cause de sa situation et de son volume, et qu'il se prête le mieux à l'opération.

L'animal à vacciner est couché sur l'un des côtés, la tête tendue sur l'encolure et les membres antérieurs portés en arrière.

L'opérateur se place en arrière, et, après avoir coupé le poil, il fait une incision nette atteignant, du premier coup de bistouri, la peau, le tissu cellulaire et le muscle qui recouvre la veine. Il dissèque ensuite très-soigneusement le vaisseau et l'isole complètement de sa gaîne cellulaire, afin que celle-ci ne puisse être atteinte par le liquide infectant à injecter, ce qui donnerait lieu, nous l'avons vu, à des accidents mortels.

On arrête la petite hémorrhagie que produit la dissection par les moyens ordinaires : torsion avec les pinces, serre-fines, etc. On essuie bien la région avec une serviette très-propre ; on recouvre toute la partie disséquée, sauf le point de la veine que doit pénétrer la canule capillaire de la seringue.

On emplit l'instrument de 2, 3, 4 et même 6 ou 8 centimètres cubes de la pulpe charbonneuse délayée dans de l'eau distillée. On a soin de le bien essuyer, ainsi que la canule, surtout à sa pointe ; puis, pour qu'il ne puisse pas s'échapper la moindre gouttelette par les joints de la seringue et de sa canule, on les enduit de cire vierge ou de paraffine chauffées.

Armé de l'instrument, l'opérateur pique la veine très obliquement de haut en bas et enfonce presqu'entièrement la canule. Il pousse alors le liquide, environ la moitié de la quantité à injecter. A ce moment, il retire le piston de la seringue jusqu'à l'extrémité de sa course supérieure, pour aspirer du sang qui se mélange au reste de la matière virulente, et il repousse le tout dans le vaisseau. Il retire une seconde fois le piston, la seringue se remplit de sang, qui est repoussé aussitôt dans la veine. Cette précaution est nécessaire pour opérer un véritable lavage de la seringue et ne pas être exposé à laisser tomber la moindre gouttelette de substance infectante dans la plaie.

La canule est retirée avec précaution, puis on fait à la peau une suture à surjet, et l'opération est terminée.

Tel est, messieurs, le nouveau moyen prophylactique proposé contre le charbon symptômatique et qui a donné lieu aux expériences de Chaumont, auxquelles j'arrive enfin.

Nous avons peu l'habitude, en France, de voir des

fonctionnaires, magistrats de l'ordre administratif, se faire les vulgarisateurs de la science. C'est pourquoi je crois qu'il importe de vous signaler trois honorables exceptions : MM. les préfets de Seine-et-Marne, d'Eure-et-Loir et de la Haute-Marne. Nous avons vu, en effet, le préfet de Seine-et-Marne s'associer utilement et activement aux célèbres expériences de Pouilly-le-Fort ; puis celui d'Eure-et-Loir assister à celles de Chartres. Enfin, le 26 septembre dernier, le préfet de la Haute-Marne a, de concert avec le Conseil général de son département, donné le plus grand éclat aux expériences et à la découverte de MM. Arloing, Cornevin et Thomas. On ne saurait trop montrer ces exemples, bons à suivre dans tous les temps et sous tous les régimes ; car la science est athée et n'a ni patrie ni opinions politiques.

Les expériences de Pouilly-le-Fort et de Chartres ont donné l'idée à quelques membres du Conseil général de la Haute-Marne, et en particulier à MM. le docteur Mougeot et Darbot, de demander à cette Assemblée de vouloir bien voter des fonds nécessaires à des expériences publiques. Le Préfet et le Conseil général se sont associés à la proposition des deux plus compétents en la matière parmi les conseillers généraux : M. le docteur Mougeot, député de Chaumont, qui a été le rapporteur de la nouvelle loi sur la police sanitaire des animaux domestiques, était bien au courant des questions de maladies contagieuses. Son très-remarquable rapport, auquel on doit l'introduction de plusieurs articles importants, et en particulier de l'article 12 dans cette loi, prouve bien sa compétence. Quant à celle de M. Darbot, qui est considéré par tous ses confrères comme un des vétérinaires les plus distingués, elle ne saurait être douteuse. D'autre part,

M. Darbot jouit du plus grand crédit parmi ses collègues du Conseil général de la Haute-Marne, et de la plus haute estime de ses concitoyens de Langres, dont il est maire.

La Société vétérinaire de la Haute-Marne s'est empressée de donner son concours à ces expériences publiques, dont l'éclat devait rejaillir sur la profession.

C'est le lundi 26 septembre qu'elles ont eu lieu. Je ne saurais mieux faire, messieurs, pour vous en rendre un compte exact, que de vous communiquer la note dont M. H. Bouley, qui y assistait en qualité de délégué du ministre de l'Agriculture, a donné lecture à l'Académie des sciences :

« J'arrive maintenant, dit M. H. Bouley, à la relation de l'expérience faite publiquement à Chaumont, le 26 septembre dernier, devant une assistance très nombreuse et qui ne laissait pas de gêner, par son empressement, les opérateurs.

« Vingt-cinq jeunes animaux de l'espèce bovine avaient été réunis pour être soumis à l'épreuve de l'inoculation charbonneuse. Sur ce nombre, treize avaient été vaccinés au mois de février dernier par le procédé que je viens de décrire et douze étaient vierges de toute vaccination. Pour que les conditions fussent rigoureusement égales, on accoupla deux à deux les animaux vaccinés et non vaccinés, et le contenu de la même seringue servit à vacciner chaque couple, chacun des sujets en recevant la moitié.

« L'injection fut faite à la face interne d'une cuisse, la canule étant plongée assez profondément pour qu'elle pénétrât dans le tissu musculaire.

« Cela fait, les animaux furent séparés en deux lots et logés dans deux étables isolées : les vaccinés d'un côté, les non-vaccinés de l'autre.

« Dès le lendemain, la disparate était frappante entre les deux groupes. Tandis que les animaux vaccinés présentaient toutes les apparences de la santé, avides d'aliments, mangeant, ruminant, gais et manifestant leur énergie par des bonds, quand on les conduisait à l'abreuvoir. Ceux de l'autre groupe, un seul excepté, étaient abattus, tristes, refusant de manger pour la plupart, lents dans leurs mouvements et presque tous boîteux de la jambe sur laquelle l'inoculation avait été pratiquée. Sur les onze malades, la tuméfaction était déjà manifeste, à des degrés divers, au point de l'inoculation, et la température du corps s'était élevée à 40, 41 degrés et au-delà, pour quelques-uns.

« Le lendemain mercredi, quatre morts.

« Le surlendemain jeudi, trois morts.

« Le vendredi, deux morts.

« Neuf en tout, sur onze malades.

« Les deux survivants sur lesquels l'inoculation avait pris étaient encore malades le samedi, mais sur l'un, notamment, les symptômes s'amendaient assez pour donner à penser qu'il sortirait, la vie sauve, de cette épreuve.

« Quant à l'autre, la question restait douteuse.

« Ainsi, sur treize animaux vaccinés, l'inoculation du virus dans les tissus cellulaire et musculaire n'a été suivie d'aucun effet local ou général, si ce n'est sur une génisse, où s'est montrée une petite tuméfaction rapidement disparue. Tous sont sortis indemnes de cette épreuve.

« Sur douze animaux non vaccinés, un seul réfractaire. Les onze autres très malades. Neuf frappés à mort, successivement, par groupes de quatre, trois et deux, dans les trois jours consécutifs à l'opération. Deux survivant le quatrième jour : un avec des signes indiquant qu'il résisterait à l'infection subie, et l'autre, dans un état encore incertain, au moment où les derniers renseignements me sont parvenus.

« Tels ont été les résultats des expériences de Chaumont, résultats très concluants, on le voit, en faveur de l'efficacité préventive de l'inoculation par le procédé d'injection intrà-veineuse. »

Je vous demande la permission de continuer à citer M. Bouley, car il va vous démontrer, avec sa logique bien connue, le fait que j'ai avancé tout-à-l'heure, à propos des expériences de Chartres, à savoir : Qu'il y a toujours des animaux, comme des personnes, vaccinées spontanément lorsqu'ils résident dans des foyers épizootiques ou épidémiques.

« Une particularité, dit encore mon excellent maître, doit être ici signalée : C'est la force de résistance plus grande des sujets sur lesquels on a expérimenté dans la Haute-Marne, relativement à ceux qui ont été soumis, à Lyon, aux mêmes épreuves. Ceux-ci ont succombé tous, et dans un temps rapide, quand ils n'étaient pas vaccinés. A Chaumont, les accidents mortels se sont échelonnés dans les trois jours consécutifs à l'inoculation ; deux animaux avaient eu assez de résistance pour n'y avoir pas succombé le quatrième jour. L'un d'eux était en voie de s'en remettre. Enfin, un deuxième s'était montré complètement réfractaire. Une enquête faite sur sa provenance a appris qu'il sortait d'une étable où le charbon symptômatique avait sévi, un an auparavant, et avait fait quatre victimes. Le sujet réfractaire des expériences de Chaumont s'était vacciné spontanément dans le milieu infecté où il avait séjourné.

« Ce fait ne paraît pas isolé, et, au point de vue de la médecine générale, il présente un grand intérêt. Quand les expérimentateurs lyonnais firent, au mois de février dernier, leurs expériences d'inoculation sur deux cent-quarante sujets environ du Bassigny, des propriétaires des communes où ils se rendirent leur firent observer qu'il était inutile de vacciner les sujets qui avaient dépassé l'âge de trois à quatre ans, attendu qu'ils n'étaient plus exposés à contracter le charbon, cette maladie, d'après leurs affirmations, ne sévissant que sur les jeunes. Les expérimentateurs lyonnais ont voulu soumettre cette observation au contrôle de l'expérimentation directe. Ils sont parvenus à se procurer une vieille vache de quatorze ans, du Bassigny, et une autre du même âge, venant d'une localité située en dehors du périmètre où le charbon sévit. Toutes deux ont reçu une même dose du même virus, dans la même région. La vache du Bassigny n'en a rien ressenti ; l'autre est morte du charbon symptômatique. Cette expérience. tout unique qu'elle soit, a, cependant, une grande signification, quand on la rapproche des faits que la tradition a recueillis.

« Il y a de grandes probabilités que, dans les foyers épidémiques et épizootiques, les immunités des individus qui restent indemnes des atteintes du mal se rattachent à des vaccinations spontanées, qui donnent aux sujets qui les ont éprouvés les conditions de leur résistance. »

Est-il, maintenant, bien nécessaire de vous démontrer l'importance de ces vaccinations, peu coûteuses, au point de vue de la conservation du bétail, et, par conséquent, de la sauvegarde de l'agriculture et de notre fortune nationale? Je ne le pense pas, car vous comprenez que, si l'on arrive à économiser annuellement des millions à la France, la première victime, c'est-à-dire l'agriculture, en profitera plus qu'aucune autre industrie.

Et d'ailleurs, messieurs, le gouvernement nous a récemment donné la preuve qu'il s'intéressait à la conservation de notre bétail ; car il a promulgué, au mois de juillet dernier, une loi sanitaire à peu près bonne, et dont j'aurais bien voulu vous entretenir aujourd'hui. Mais cela nous mènerait trop loin, et il vaudrait mieux en faire l'objet d'une conférence ultérieure. Qu'il me suffise de vous dire, quant à présent, que cette loi exige la *déclaration* de tout propriétaire d'animaux atteints de maladies contagieuses et de tout vétérinaire appelé à les traiter. Croyez bien, messieurs, que c'est dans cette déclaration que réside le meilleur moyen d'enrayer la marche des maladies contagieuses, et que c'est là qu'est la sauvegarde de l'agriculture. Je sais bien qu'on hésite à faire cette déclaration, et qu'à la campagne, on considère comme un déshonneur d'avoir dans son étable ou dans son écurie des animaux atteints de maladies contagieuses. Ce que j'avance est si vrai que, dernièrement, un riche propriétaire, éleveur de moutons de la Côte-d'or, me disait : « Nos fermiers ne veulent jamais avouer qu'ils ont des moutons atteints du charbon. Ils craignent que, si on savait que tel ou tel troupeau en soit atteint, ils ne puissent plus vendre leurs animaux aux nourrisseurs de la Beauce et de la Brie (1). »

(1) La plupart des fermiers de la Beauce et de la Brie viennent acheter des moutons dans le Châtillonnais, et très souvent ils emmènent en même temps le charbon qui fait déjà tant de victimes chez eux. Pourquoi n'exigeraient-ils pas, des vendeurs, des certificats de vaccination charbonneuse ?

Il semble, vraiment, en entendant de pareilles choses, qu'on soit déshonoré pour avoir une fluxion de poitrine ou être mordu par un chien enragé. Je sais bien qu'il y a aussi, à côté de cette crainte apparente du déshonneur, une crainte plus réelle, celle d'une perte d'argent.

Excusez, messieurs, cette digression ; aussi bien, d'ailleurs, je vais terminer.

La découverte de l'atténuation du microbe, du choléra des volailles et du charbon, ouvre le champ vaste à l'étude des maladies contagieuses, de leurs causes, de leur nature, de leurs siéges. Et, maintenant que la grande idée de la vaccinification de ces infiniments petits a vu le jour, il n'est pas douteux qu'un jour prochain nous verrons des microbes terribles devenir les protecteurs du règne animal contre eux-mêmes.

Déjà, M. Pasteur est sur la voie du microbe rabique. Attendons un peu et bientôt, je l'espère, nous aurons le vaccin de la rage, de la fièvre jaune, du typhus, de la syphilis, etc., etc.

Dernièrement, M. Pasteur, après ses belles expériences de Melun, confirmées par celles d'Alfort et de Chartres, a été élevé à la dignité de grand'croix de la Légion d'honneur. C'était justice. Ses aides, ses élèves qu'il jugea dignes d'être ses collaborateurs, MM. Chamberland et Roux, ont été faits chevaliers. D'ailleurs, M. Pasteur ne les sépare jamais de lui, et, quand il rend compte de ses travaux, il ne manque jamais de leur attribuer la part qui leur revient dans ses découvertes.

Peu de temps après, M. Pasteur, qui n'est pas médecin, mais chimiste, est allé présider le Congrès médical de Londres, où tout le monde civilisé était représenté. Il y a communiqué les grands résultats de ses immenses recherches, et, là encore, il a associé à son triomphe MM. Chamberland et Roux.

Le gouvernement britannique a fait imprimer à ses frais et distribuer dans tout le pays le mémoire de M. Pasteur. C'était le plus bel hommage que pouvait rendre une grande nation au savant, aussi illustre que désintéressé.

C'est avec peine que nous avons vu le gouvernement de la République oublier deux hommes qui, dans une très-large mesure, ont contribué à la propagation des vaccinations charbonneuses. Tous ceux qui connaissent ces deux hommes, pensaient, au 14 juillet dernier, lire leurs noms parmi les promus ou nommés dans l'ordre de la Légion d'honneur. On pensait, avec raison, que M. H. Bouley serait élevé à la dignité de commandeur, et M. Rossignol, vétérinaire à Melun, à celle de chevalier (1). C'est qu'en effet M. Rossignol, dans une sphère plus étroite que celle de M. H. Bouley, a été un des promoteurs des expériences de Pouilly-le-Fort. C'est lui qui, après avoir douté longtemps, a donné l'idée au Comice agricole de Melun d'amener M. Pasteur à entreprendre les expériences à la campagne, dans un foyer important de charbon. C'est dans sa ferme de Pouilly-le-Fort, désormais célèbre, qu'ont eu lieu les expériences dont il a failli être victime ; car un mauvais confrère, un ignorant sans doute, avait ameuté la population du village contre lui. C'est M. Rossignol qui a été chargé de la

(1) Un décret du président de la République, du 30 décembre 1881, a promu M. H. Bouley à la dignité de commandeur de la Légion d'honneur. Je suis heureux d'adresser ici mes bien sincères félicitations à mon très-cher maître, le premier vétérinaire à qui cette haute distinction ait été accordée.

surveillance des soixante animaux d'expériences; c'est lui, enfin, qui a eu l'honneur de faire les premières vaccinations pratiques dans sa clientèle importante.

J'ai fini, messieurs; je n'ai peut-être pas été aussi complet que j'aurais désiré l'être. Excusez-moi, en raison de mon inexpérience de la parole en public. Toutefois, je me mets à votre disposition pour vous donner les explications que j'aurais pu omettre.

Encore un mot :

Ne croyez pas, messieurs, que je sois aussi désintéressé que je parais l'être en venant ici vous exposer l'œuvre de M. Pasteur. Et, d'abord, j'ai voulu vous montrer que les vétérinaires étaient des hommes de progrès, et que, si nous sommes cinquante dans notre beau département, il y en a au moins quarante qui se tiennent au courant de la science et qui auraient pu, tout aussi bien et mieux que moi, vous dire ce que sont les vaccinations charbonneuses. Et puis..... j'ai encore autre chose à vous demander :

On a l'habitude malheureuse de ne jamais rendre justice aux vivants, et d'attendre qu'ils soient descendus dans la tombe pour leur élever des statues, ou seulement même pour reconnaître les services qu'ils ont rendus au pays et à l'humanité. L'heure de la justice a déjà sonné, longtemps avant sa mort, il faut l'espérer, pour le grand homme dont je viens d'avoir l'honneur de vous entretenir, et dont je tracerai, tout-à-l'heure, une courte notice biographique ; pour cet homme simple, qui devrait compter les millions par dizaines et qui se contente, pourtant, de la trop modique pension nationale de 12,000 francs que l'Assemblée nationale lui a votée en 1874.

Eh bien ! messieurs. M. Dumas, le grand Dumas, veut

rendre pour son élève, qui est devenu son émule et un maître, la justice plus hâtive, et, dans cette circonstance, l'illustre savant fait un acte admirable, dont la France et le monde entier doivent le remercier.

Voici la lettre de M. Dumas :

Paris, le 24 novembre 1881.

LE SECRÉTAIRE PERPÉTUEL DE L'ACADÉMIE DES SCIENCES, PRÉSIDENT DU COMITÉ

A Monsieur le Président de la Société centrale d'Agriculture du département de l'Yonne :

Monsieur,

Les découvertes de M. Pasteur l'ont placé, depuis longtemps, dans les rangs les plus élevés de la science moderne, qu'il sert, en ce moment même, avec le plus grand éclat et qu'il entoure chaque jour d'un nouveau respect par les services rendus à l'humanité.

Un Comité composé de membres de l'Académie des Sciences, de l'Académie de Médecine, de la Société d'Agriculture, de la Faculté des Sciences et de l'École normale supérieure s'est constitué en vue de lui offrir une médaille commémorative de ses féconds travaux. Je viens vous demander, au nom de ce Comité, de prendre part à la souscription qu'il a ouverte et de recueillir autour de vous, parmi ceux qui font l'utile application des découvertes de M. Pasteur, les adhésions propres à donner le caractère d'une véritable unanimité à cette démonstration spontanée des admirateurs de son génie.

Veuillez agréer, Monsieur, l'assurance de mes sentiments de haute considération.

Le Président du Comité : DUMAS,

de l'Académie française,

Secrétaire perpétuel de l'Académie des Sciences.

Et maintenant, Messieurs, je vous demande de vouloir bien vous associer à cet acte de justice. Espérant que la Société voudra s'inscrire pour une certaine somme, je m'en rapporte à sa générosité et à l'appréciation qu'elle a pu faire des services rendus à l'agriculture par un des plus illustres Français dont s'honore le pays.

Peut-être, Messieurs, ne serait-il pas inutile de dire ici, pour ceux qui ne les connaissent pas, ce que sont M. Pasteurs et ses aides, MM. Chamberland et Roux :

Pasteur Louis est né à Dôle le 27 décembre 1822, d'une famille de petits bourgeois dont le chef était tanneur. Il fit ses premières études au collége communal d'Arbois, petite ville du Jura où habitait sa famille. Collégien, il était très-laborieux, tenace et patient. Et, à la fin de chaque année, il rentrait dans sa famille couvert de couronnes en papier qui, pour être plus fragiles, n'en étaient déjà pas moins glorieuses que celle qu'il porte aujourd'hui et dont elles n'étaient que l'ébauche.

Il avait un goût prononcé pour le dessin, et sans la volonté de son père, il se fut probablement consacré à l'art.

Ce dût être avec peine que le jeune Pasteur dit adieu à ses crayons et peut-être déjà à sa palette. Sans doute, dans ses rêveries d'adolescent, il se berçait de l'espoir de succès brillants, du doux mirage d'une gloire plus vite acquise et plus éclatante que la gloire sévère du savant. Qui sait si, à présent même, à l'heure de ses triomphes, il n'a pas, lui l'infatigable travailleur qui a consacré ses veilles à la recherche des moyens de soulager la souffrance et les infirmités de tout ce qui vit, comme une sorte de regret inavoué pour cette enivrante carrière si attirante, où la vie se passe à la recherche du beau ?

Quant à nous, nous ne pouvons que nous réjouir de la direction donnée par M. Pasteur père aux études de son fils. Nous y avons probablement perdu quelques bonnes toiles, mais nous y avons gagné des découvertes admirables, et qui sont un bienfait pour l'humanité entière. Alors que quelques privilégiés seulement eussent joui des œuvres artistiques de Louis Pasteur, c'est chacun qui profite de ses merveilleuses trouvailles scientifiques ; et son nom restera inscrit en lettres d'or au milieu de ceux qui ont droit à la reconnaissance universelle.

Louis Pasteur put d'ailleurs bien vite se consoler de n'avoir pas suivi ce qu'il croyait sa vocation. A son tour, la science le prenait, l'*empoignait*, éveillant en lui cet enthousiasme grandiose, cette passion absorbante pour l'inconnu, dont ses élus seuls connaissent les âpres jouissances.

Après avoir fait ses humanités au collége royal de Besançon où il était à la fois maître d'études et élève, puis continué son dur métier de *pion* dans une école préparatoire — la maison Barbet, — il entrait enfin à l'École normale supérieure, d'où il sortait en 1846. Cette même année, il fut nommé agrégé de l'Université, et en 1847, à 25 ans, il était docteur ès-sciences. Nous le voyons successivement agrégé-répétiteur à l'École normale supérieure en 1847 et 1848, professeur au lycée de Dijon à la fin de cette dernière année, et de 1849 à 1854, professeur suppléant de chimie à la Faculté des sciences de Strasbourg. De 1854 à 1857, il fut doyen et professeur de chimie à la Faculté des sciences de Lille.

Ainsi, le jeune Pasteur franchissait à pas de géant, les étapes de sa nouvelle carrière, attirant dès le début, sur ses travaux, l'attention du monde savant, où il allait bientôt lui-même occuper une des premières places.

De 1857 à 1867, il fut directeur des études scientifiques à l'École normale supérieure, puis professeur de chimie à la Sorbonne, et enfin, directeur du laboratoire de chimie physiologique de l'Ecole des Hautes-Études, depuis 1868.

Ses travaux scientifiques sont innombrables et joignent à la haute valeur des découvertes qu'ils révèlent, le charme d'une admirable clarté et l'avantage d'une grande utilité pratique. Tout le monde connaît ses études sur les fermentations, sur la génération spontanée, sur les vins, le vinaigre, la bière ; sur la *pébrine* et la *flâcherie* des vers à soie, etc., etc. Je viens de vous entretenir de ses derniers et si remarquables travaux sur la culture et la vaccinification de la bactéridie charbonneuse. Vous voyez que le microscope a pour M. Pasteur, et surtout pour nous, avantageusement remplacé la palette.

Un des grands savants d'Angleterre, parlant, en 1871, dans une leçon publique, à l'Institution royale de Londres sur la richesse publique, s'est exprimé ainsi : « Les découvertes de M. Pasteur suffiraient à elles seules pour couvrir la rançon de guerre de cinq milliards payés par la France à l'Allemagne en 1871. »

Les titres et les distinctions honorifiques de M. Pasteur sont trop nombreux pour que je les énumère ici : Membre de l'Institut de France (académie des sciences) depuis 1862, membre de l'Académie de médecine, il est membre des Académies des sciences de Stockolm, de Hongrie, de Belgique, de la Société royale de Londres, etc. etc. (1).

(1) Dans sa séance du 3 novembre 1881, la Société médicale

L'Académie des Sciences de Paris lui a plusieurs fois décerné ses hautes récompenses. Longue serait la liste des prix et des médailles que ses ouvrages et ses travaux lui ont valu, presque partout, dans chaque coin civilisé de notre planète.

Enfin, malgré l'incompréhensible opposition de quelques littérateurs illustres, l'Académie française vient de lui ouvrir ses portes. Ce n'est certes pas là le couronnement de sa carrière : M. Pasteur est jeune encore, et l'avenir nous réserve sans aucun doute de nouvelles et précieuses surprises, dues aux études de cet infatigable chercheur. Quoi qu'il en soit, dès à présent, M. Pasteur a conquis la gloire la plus pure qu'un homme puisse rêver : celle de bienfaiteur de l'humanité. Alors même qu'il ne serait pas académicien, il serait *immortel*, car tant qu'il y aura sur terre des fléaux à combattre, on se rappellera, avec reconnaissance, le savant qui s'est appliqué avec tant de dévouement et d'héroïsme, à lutter contre ces terribles envahisseurs.

Je ne puis parler du Maître sans dire un mot de ses aides.

M. Chamberland n'a que trente ans. A sa sortie de l'École normale supérieure, il a professé la physique et la chimie au lycée de Nîmes. M. Pasteur l'a appelé à son laboratoire en qualité d'agrégé-préparateur, pour en faire ensuite le sous-directeur du laboratoire de chimie physiologique de l'École des Hautes-Études. M. Chamberland a été associé aux travaux du Maître sur la septicémie, le charbon, le choléra des poules. Le choix seul que M. Pas-

de l'Yonne a élu MM. Pasteur et H. Bouley membres honoraires.

teur a fait de M. Chamberland indique toute la valeur de ce dernier.

Il en est de même de M. Roux, qui a à peine vingt-sept ans. Docteur en médecine, il est arrivé au laboratoire de la rue d'Ulm en qualité d'aide et a collaboré aux recherches sur le charbon et le choléra des poules.

Et maintenant, cette fois, j'ai bien fini. Je vous remercie cordialement de la bienveillante attention que vous avez apportée à cette trop longue causerie, et je vous en garde une profonde reconnaissance.

A une autre fois, si vous le voulez bien. Je ne vous dis donc pas adieu, mais au revoir.

---

www.ingramcontent.com/pod-product-compliance
Lightning Source LLC
LaVergne TN
LVHW011954160826
845678LV00002B/526

* 9 7 8 2 3 2 9 6 8 6 6 5 3 *